BEI GRIN MACHT SICH IHR
WISSEN BEZAHLT

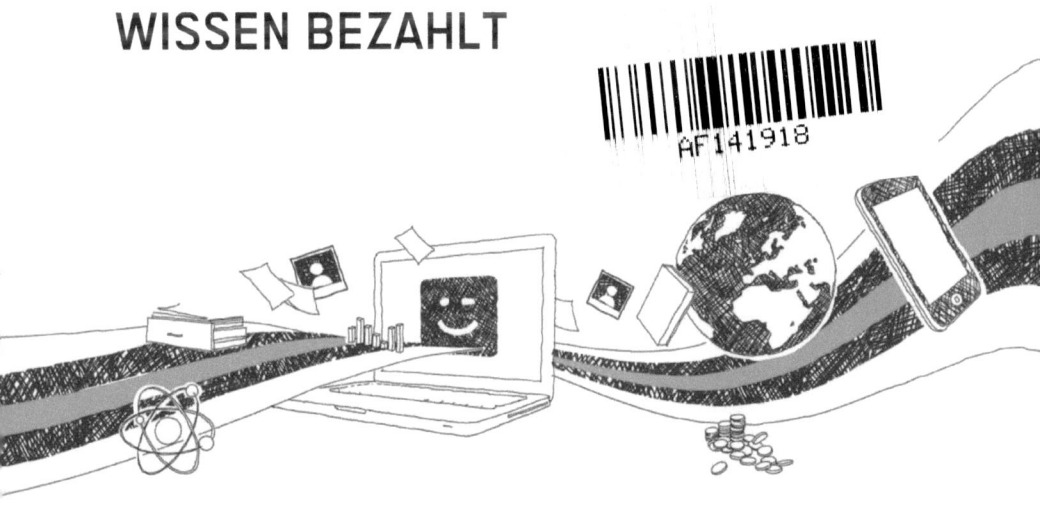

- Wir veröffentlichen Ihre Hausarbeit,
  Bachelor- und Masterarbeit

- Ihr eigenes eBook und Buch -
  weltweit in allen wichtigen Shops

- Verdienen Sie an jedem Verkauf

Jetzt bei www.GRIN.com hochladen und kostenlos publizieren

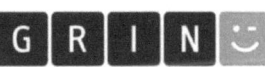

Bibliografische Information der Deutschen Nationalbibliothek:

Die Deutsche Bibliothek verzeichnet diese Publikation in der Deutschen National-bibliografie; detaillierte bibliografische Daten sind im Internet über http://dnb.d-nb.de/ abrufbar.

Impressum:

Copyright © 2019 GRIN Verlag
Druck und Bindung: Books on Demand GmbH, Norderstedt Germany
ISBN: 9783346069528

Dieses Buch bei GRIN:

https://www.grin.com/document/508725

Vivien Fankhänel

Stress und Burnout von Lehrern. Präventive Maßnahmen

GRIN Verlag

GRIN - Your knowledge has value

Der GRIN Verlag publiziert seit 1998 wissenschaftliche Arbeiten von Studenten, Hochschullehrern und anderen Akademikern als eBook und gedrucktes Buch. Die Verlagswebsite www.grin.com ist die ideale Plattform zur Veröffentlichung von Hausarbeiten, Abschlussarbeiten, wissenschaftlichen Aufsätzen, Dissertationen und Fachbüchern.

Präventive Maßnahmen bei Stress und Burnout von Lehrern

Fakultät Angewandte Gesundheitswissenschaften
Technische Hochschule Deggendorf

Prüfungs- und Studienarbeit (PStA)
Pflegepädagogik 2018, Modul: Schulorganisation

Zusammenfassung

Lehrerinnen und Lehrer stehen im Privat- und Berufsleben in einer Vielzahl von intensiven, langlebigen sowie weniger engen und dauerhaften sozialen Beziehungen. Speziell die Arbeit mit SchülerInnen birgt die Gefahr an Burnout zu erkranken, aber auch deren Eltern, die Fachkollegen und die Schulleitung, das sozial-interaktive Geschehen, zu wenig Anerkennung, Lob und Bestätigung können auslösende Faktoren sein. Auch leiden sie, weil durch ihren Einsatz für andere Zeit und Energie für sich fehlen und so die Kraftspeicher immer mehr erschöpft werden.

Aus diesem Grund ist das Ziel dieser Arbeit, einen Überblick über präventive Maßnahmen bei Stress und Burnout zu geben. Als Methode wurde eine Literaturrecherche in den elektronischen Datenbanken sowie wissenschaftliche Publikationen aus Zeitschriften gewählt. Die Ergebnisse zeigen eine Übersicht an präventiven Maßnahmen zur Vorbeugung von Burnout und wie diese sinnvoll eingesetzt werden können. Langfristig gesehen sollten präventive Maßnahmen zur Vorbeugung von Stress und Burnout eine feste Rolle in der Schulorganisation einnehmen.

Schlüsselwörter: Stress, Burnout, Prävention, Lehrer

Abstract

Teachers in private and professional life are in a variety of intensive, long-lived and less close and lasting social relationships. In addition, working with students in particular has the potential to cause burnout, but also their parents, the colleague, the principal, the social-interactive events, too little recognition, praise and confirmation. They also suffer because they lack time and energy themselves to their efforts and so their energy storage devices are increasingly exhausted. For this reason, the aim of this work is to give an overview of preventive measures for stress and burnout. As a method, a literature search in the electronic database and scientific publications from magazines were chosen. The results show an overview of preventive measures to prevent burnout and how they can be used effectively. In the long term, preventative measures to prevent stress and burnout should play a key role in school organization.

Keywords: stress, burnout, prevention, teachers

Inhaltsverzeichnis

1. Einleitung

1.1. Ausgangslage

Stundenlanger Lärm, lautes Pausenklingeln, Schüler, die schwer zu motivieren sind, anspruchsvolle Eltern und das Tag für Tag: LehrerInnen haben keinen leichten Job:

> „Viele Arbeitnehmer haben den Vorteil, dass sie die Arbeit wirklich hinter sich lassen können, wenn sie den Betrieb verlassen haben. Nicht so die LehrerInnen. Ein Großteil der Arbeit (z. B. Korrektur von Klassenarbeiten, Vorbereitung von Kursen und Projekten) wird am ‚Feierabend', am Wochenende oder in den Ferien geleistet" (Schmiedel, 2010, S.70).

Viele von ihnen halten dem Druck nicht stand und sind völlig ausgebrannt. Laut Vereinigung der Bayrischen Wirtschaft (2014) haben Qualitätsabstriche solcher Art im Bildungswesen erhebliche Folgen für den Bildungs- und Ausbildungsstatus der nachfolgenden Generation und damit verbunden, langfristige Effekte, deren Ausgleich entweder gänzlich unmöglich oder zumindest mit hohem Aufwand für die betroffenen Individuen sind.

Gestresste Lehrerinnen und Lehrer sind häufiger krank und schaffen es oft nur mit viel Mühe, die Unterrichtsstunden zu absolvieren. Alle Krankenkassen verzeichnen seit vielen Jahren einen starken und stetigen Anstieg der psychischen Störungen bei den Krankschreibungen der Allgemeinheit. Auch in den Jahren, als der Krankenstand insgesamt rückläufig war, hat die Arbeitsunfähigkeit infolge psychischer Erkrankungen weiter zugenommen. Bei den DAK-Mitgliedern hat beispielsweise die Zahl der Krankheitstage seit 1997 um das 3,2-fache zugenommen. Die Zahl der Fälle der psychischen Erkrankungen stieg um das 2,6-fache an. „Die Zahl der AU-Tage für psychische Erkrankungen nehmen bei beiden Geschlechtern mit dem Alter kontinuierlich zu" (DAK-Gesundheitsreport, 2015, S.19 ff.).
Je nach Studie leiden 10-30% der Lehrer unter Burnout. Über 90% gehen krankheitsbedingt, teilweise weit vor dem 65. Lebensjahr in den Ruhestand, wobei psychische Störungen und Beeinträchtigungen im Vordergrund stehen (Schmiedel, 2010, S. 69).
„Motivierte und engagierte Mitarbeiter sind der Motor für ein leistungsstarkes Bildungssystem. Sie sind Garant für eine hohe Bildungsqualität" (Vereinigung der Bayrischen Wirtschaft e.V., 2014, S.9). Daher ist es wichtig, Lehrerinnen und Lehrer frühzeitig mit präventiven Maßnahmen gegen Burnout zu unterstützen. Ziel dieser Studienarbeit ist es diese Maßnahmen aufzuzeigen. Dies soll nicht nur eine Mahnung hinsichtlich der Burnout begünstigenden Wandlung der Arbeitswelt sein, sondern eine Aufforderung zur Veränderung jener.

Weiterhin soll diese Arbeit dahingehend sensibilisieren, dass das Thema Burnout im schulischen Arbeitsfeld verstärkt thematisiert wird und dadurch Maßnahmen zur Prävention eingeleitet werden.

1.2. Aufbau der Prüfungs- und Studienarbeit

Anschließend an die Einleitung werden theoretische Grundlagen zu den Begriffen *Stress* und *Burnout* geklärt und worin diese sich unterscheiden. Im dritten Kapitel, methodisches Vorgehen, werden grundlegende Aspekte der Methodik beschrieben und erläutert, welche Suchbegriffe für die Datenbankrecherche und welche Ein- und Ausschlusskriterien für die Studienauswahl genutzt wurden. Anschließend beschäftigt sich der Ergebnisteil mit ausgewählten präventiven Maßnahmen zur Burnout-Prophylaxe und wie diese sinnvoll angewendet werden können. In der abschließenden Diskussion wird die Notwendigkeit einer gezielten Implikation von präventiven Maßnahmen thematisiert.

2. Theoretische Grundlagen

2.1. Definition von Stress

Der Begriff *Stress* kommt aus dem Englischen und bedeutet Druck, Belastung und Spannung (Seel, 1998, S.293). Aus Sicht der Wissenschaft ist der Stressbegriff als neutral zu betrachten. „Der Begriff ‚Stress' wird in unserer Gesellschaft meist im Sinne der psychosozialen Belastung verstanden und bezeichnet alles das, was uns stört, irritiert, belastet oder Angst macht und uns in unserem psychischen Wohlbefinden beeinträchtigt" (Rensing, Koch, Rippe, Rippe, 2005, S.2).

Die stressverursachenden Faktoren, Stressoren genannt, können dabei physikalischer (z. B. Lärm und Hitze), leistungsbezogener (z. B. Prüfungen) oder sozialer (z. B. Konkurrenz) Natur sein.

Ob Stress positiv oder negativ erlebt wird, hängt davon ab, wie eine Person die stressauslösenden Momente und Situationen selbst bewertet: Eu-Stress, positiver Stress, geht mit einem Gefühl der Befriedigung einher. In dieser Situation schüttet der Körper die sogenannten Stresshormone Adrenalin, Noradrenalin und Cortisol aus. Dadurch werden Energiereserven freigesetzt, der Pulsschlag und der Blutdruck steigen, die Muskelspannung und damit auch die Leistungsfähigkeit nehmen zu. Wird die freigesetzte Energie genutzt, werden Stresshormone wieder abgebaut und das Hormonsystem reguliert sich von selbst. Ansonsten kommt es zum negativen Stress: Distress.

Distress entsteht durch stark belastende Situationen, mit unzureichenden oder fehlenden Ressourcen zur Bewältigung. Das Resultat ist dann eine Überforderung, welche für die Person mit verschiedenen negativen Konsequenzen verbunden sein kann (Hartig, 2015, S. 7). Diese Spannungszustände beeinträchtigen das geistige, körperliche und seelische Wohlbefinden. „Die meisten Menschen kennen wohl das Gefühl, nervös, gereizt, überfordert, hektisch und ausgelaugt zu sein" (Domnowski, 2005, S.59). Alltagsstress ist vielfältig und entsteht durch steigende Leistungsanforderungen im Beruf oder in der Freizeit, durch Zeitdruck, Beziehungskonflikte, eine wachsende Informationsflut oder aber auch durch die Beschleunigung des Lebens (Keck, o. J., S.10). Können keine effektiven Bewältigungsstrategien angewendet werden, um den Stress zu entgehen, kommt es zu Burnout-Prozessen (Burisch, 2006, S.72).

2.2.   Definition von Burnout

Eine einheitliche wissenschaftliche Definition für den Begriff *Burnout* gibt es nicht. Es fasst ein breites Spektrum uneinheitlicher Begriffe zusammen und ist zu einem Sammelbegriff geworden (Lanz, 2009, S.54). Übersetzt aus dem Englischen heißt Burnout „ausbrennen; durchbrennen; ausräuchern". Auf Personen bezogen bedeutet „to burn oneself out" sich kaputt machen oder sich völlig verausgaben (Langenscheidts Handwörterbuch, 2017).

Dr. Herbert Freudenberger, deutschstämmiger amerikanischer Psychoanalytiker, verwendet 1974 erstmals den Begriff *Burnout* als eine psychische und physische Erschöpfung infolge von fehlenden Arbeitsplätzen, Entmenschlichung und zu hohen Erwartungen an sich selbst und die Umwelt (Schmid, 2003, S. 25).

Ein bekannter Definitionsversuch stammt von Christina Maslach. Sie beschreibt Burnout als ein Syndrom von emotionaler Erschöpfung, Depersonalisation und reduzierter Leistungsfähigkeit (Maslach, Leiter, 2001, S.6). Dieses Syndrom tritt besonders bei Personen auf, die einen sehr langen und anhalten Kontakt mit anderen Menschen haben. Dadurch entsteht ein chronisches Niveau emotionaler Belastungen, das nicht ausreichend bewältigt werden kann (Hedderich, 2009, S.11).

Die Definition von Burnout wurde durch Schaufeli und Enzmann (1998) einer arbeitswissenschaftlichen Perspektive zugeordnet. Burnout ist ein dauerhafter negativer arbeitsbezogener Seelenzustand. In erster Linie ist dieser Zustand von Erschöpfung gekennzeichnet, begleitet von Unruhe und Anspannung, einem Gefühl verringerter Effektivität, gesunkener Motivation und der Entwicklung dysfunktionaler Einstellungen und Verhaltensweisen bei der Arbeit. Diese psychische Verfassung entsteht nach und nach, kann jedoch für die betroffene Person lange unbemerkt bleiben (Schaufeli, Enzmann, 1998, S.36).

2.3. Zusammenfassung theoretischer Aspekte

Obwohl in vielen Veröffentlichungen die Begriffe *Burnout* und *Stress* synonym benutzt werden, gibt es erkennbare Unterschiede. Ein Unterschied zwischen diesen beiden Phänomenen liegt „in der Dauer der Stressepisode und der Erholungsfähigkeit des Individuums. Burnout wird [...] als verlängerter Arbeitsstress oder auch als Ergebnis von nichtbewältigtem Arbeitsstress gesehen" (Jacob, 2006, S.10). Akuter Stress ist als eine Phase zu verstehen, in der es dem Menschen gelingt, eine erhöhte Beanspruchung zu bewältigen und in den normalen Ausgangszustand zurückzukehren. Somit kann Stress als Schüsselphänomen für Burnout und Burnout als dauerhafte Stressfolge betrachtet werden. In diesem Zustand sind Betroffene nicht mehr in der Lage, die Energie aus eigener Kraft zu regenerieren. Die Erholung ist somit nicht mehr effektiv.

3. Methodisches Vorgehen

3.1. Grundlegende Aspekte zur Methodik

Um die Forschungsfrage beantworten zu können, wurde eine Literaturrecherche in den elektronischen Datenbanken PubMed und CINAHL vorgenommen. Unter der Zuhilfenahme von Google Scholar wurden geeignete Veröffentlichungen identifiziert. Händisch wurde in den Zeitschriften „PADUA" und „Pflegewissenschaft" zur Thematik gesucht. Des Weiteren fand im Internet eine Recherche nach deutschen Fachgesellschaften und Verbänden statt, z. B. dem Deutschen Bundesverband für Burnout-Prophylaxe und Prävention e. V. (DBVB) und der Deutschen Gesellschaft für Prävention und Gesundheitsförderung (DGPG), die sich mit der zu behandelnden Thematik auseinandersetzen. Um einen Überblick über das Thema zu bekommen, wurde die Fragestellung in einzelne Komponenten zerlegt und die Suchbegriffe für die Recherche festgelegt.

3.2.   Forschungsfrage, Suchbegriffe, Datenbanken- und weiteren Recherche

Ziel der Studienarbeit ist es, den Einsatz von präventiven Maßnahmen im Hinblick auf Stress und Burnout unter folgenden Fragestellungen aufzuzeigen:

- Welche Möglichkeiten zur Stress- und Burnout-Prävention gibt es?
- Wie können diese sinnvoll umgesetzt werden?

Mittlerweile gilt Burnout in den Medien als eine neue Volkskrankheit, weil viele Menschen davon betroffen sind. Aus diesem Grund dient diese Studienarbeit der intensiven Auseinandersetzung mit diesem Thema.

Um einen Überblick des Themas zu bekommen, wurden neben den Suchbegriffen auch Synonyme für die Recherche festgelegt. Damit konnte eine ausgedehntere Suche ermöglicht werden. Für die Übersetzung von Suchbegriffen und Synonymen in die englische Sprache wurde das „Leo-Online-Wörterbuch" verwendet. Die verwendeten Suchbegriffe sind in der nachfolgenden Tabelle dargestellt.

Tabelle 1: Suchbegriffe

Deutsch	Englisch
Stress	stress
Burnout	burnout
Lehrer	teachers
Prävention	prevention

3.3 Datenbanken: Ein- und Ausschlusskriterien sowie Suchstrategie

Die Recherche wurde im Zeitraum von Januar bis März 2019 durchgeführt. Es wurde Literatur verwendet, die in Deutschland publiziert und in Deutsch oder Englisch veröffentlicht wurde. Die in der nachfolgenden Tabelle 2 aufgeführten Ein- und Ausschlusskriterien wurden in einer ersten nicht-systematischen Recherche entwickelt und anschließend zur Datenbankrecherche verwendet. Der Fokus der Recherche lag auf den präventiven Maßnahmen für Stress und Burnout im Lehrerberuf. Ausgeschlossen wurden Forschungsarbeiten und Studien, die sich mit geriatrischen Themen wie Demenz und Alzheimer beschäftigt haben. Die Auswahl erfolgte anhand der Abstracts.

Die Recherche zur Forschungsfrage erfolgte anhand folgender Ein- und Ausschlusskriterien:

Tabelle 2: Ein- und Ausschlusskriterien

Einschlusskriterien	Ausschlusskriterien
Land: Deutschland	Andere Länder außer Deutschland
Sprache der Literatur: Deutsch und Englisch	Andere Sprachen der Literatur außer Deutsch und Englisch
Lehrer	Demenz, Alzheimer, Geriatrie
	Pflegende Angehörige, Pflegepersonal
	Mobbing

In den Datenbanken PubMed, CINAHL und dem Fachportal für Pädagogik wurde anhand von MeSH-Terms und CINAHL-Headings in Kombination mit dem Freitext gesucht. Weiterhin erfolgte eine Handsuche in den elektronischen Fachzeitschriften „Pflegewissenschaft" und „PADUA", auf der Internetseite des Deutschen Bundesverbandes für Burnout-Prophylaxe und Prävention e.V. (DBVB) und der Deutschen Gesellschaft für Prävention und Gesundheitsförderung (DGPG) unter Berücksichtigung der Ein- und Ausschlusskriterien. Auf den Seiten des DBVB und des DGPG war ohne Mitgliedschaft leider keine Suchoption zu wissenschaftlichen Veröffentlichungen möglich.

Zusätzlich wurden die Literaturverzeichnisse der eingeschlossenen Forschungsarbeiten nach weiteren relevanten Studien durchsucht.

In CINAHL wurden die Titel und das Abstract von 19 Treffern durchgesehen. Davon war nach Prüfung der Ein- und Ausschlusskriterien keine Studie verwendbar.

In PubMed wurden ebenfalls Titel und Abstracts von 39 Treffern gelesen und anhand dessen sechs Publikationen näher begutachtet. Jedoch war aufgrund der Ein- und Ausschlusskriterien nur eine Studie verwendbar. In Carelit war bezüglich des Themas anhand der Suchbegriffe keine Volltextbeschaffung möglich.

Im Fachportal für Pädagogik wurden die Titel und Abstracts von 29 Treffern gelesen und anhand dessen wurden 25 näher begutachtet. Anhand der Ein- und Ausschlusskriterien konnten fünf Studien für das Thema der Studienarbeit verwendet werden.

Tabelle 3: Suchstrategien Datenbanken

Datenbank, Datum	Suchstrategie	Treffer	Relevante Treffer	Ausschluss
PubMed, 19.02.2019	S: stress burnout teachers prevention	20	4	3
CINAHL, 19.02.2019	S: stress [AND] burnout [AND] teachers [AND] Full text	19	2	2
Google Scholar, 18.02.2019	S1: Stress Burnout Lehrer Prävention [AND] seit 2018 [AND] Zitate ausschlie-ßen	158	118	77
Carelit, 19.02.2019	S1: Burnout	0	0	0
	S2: Burnout Lehrer	0	0	0
	S3: Stress	0	0	0
Fachportal Pädagogik, 18.02.2019	S: Stress Burnout Lehrer Prävention [AND] Deutsch	29	25	20
Handsuche Hogrefe, 02.02.2019	S1: Stress Burnout Lehrer Prävention [AND] ab 2014	26	1	0
Handsuche hpsmedia, 18.02.2019	S: Stress Burnout Lehrer Prävention [AND] ab 2014	68	0	0
Gesellschaften und Verbände, 18.02.2019	DBVB:	0	0	0
	DGPG:	0	0	0

S=Suchstrategie

Abbildung 1: Flussdiagramm Datenbankrecherche

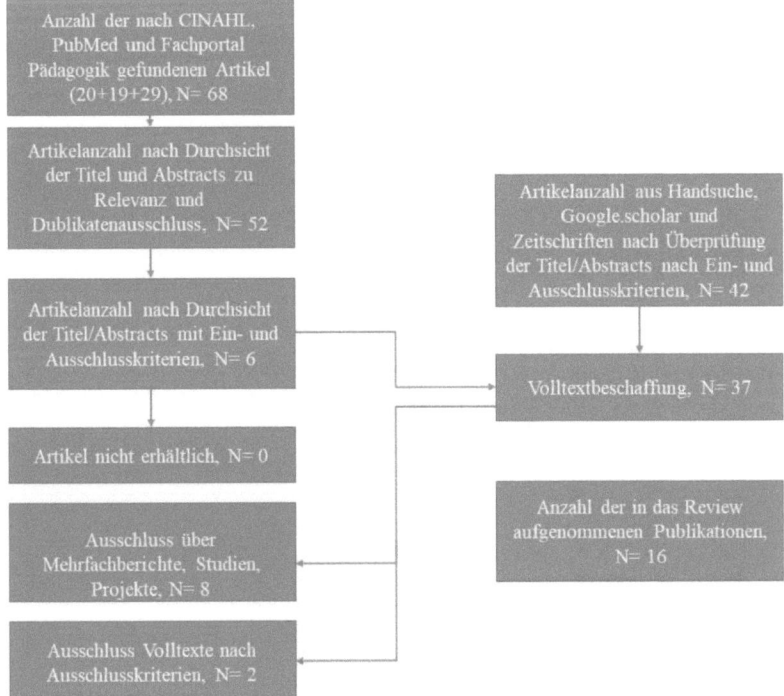

N= Artikelanzahl

Im Flussdiagramm Abbildung 1 wird der Auswahlprozess der Publikationen für das Review ersichtlich. Anhand der Volltexte der Studien unter Zuhilfenahme der Ein- und Ausschluss-kriterien erfolgte die endgültige Aufnahme in diese Übersichtsarbeit. Zwei Volltexte konnten weder über die Elektronische Zeitschriftenbibliothek der Technische Hochschule Deggendorf noch über die Universität Regensburg beschafft werden. Zu bezahlende Studien, z. B. über den Grin Verlag, wurden ebenfalls ausgeschlossen. Eingeschlossen wurden Studien, die sich eng mit dem zu bearbeitenden Thema beschäftigten.

Der Schwerpunkt dieser PStA liegt auf den präventiven Maßnahmen für Burnout bei Lehrern und wie diese sinnvoll eingesetzt werden können. Aus diesem Grund mussten einige Reviews ausgeschlossen werden, welche sich mit anderen Berufsgruppen beschäftigten oder in einer anderen Sprache als Deutsch und Englisch veröffentlicht wurden. Des Weiteren wurden Studien außen vor gelassen, die sich mit pflegenden Angehörigen, Pflegepersonal und Mobbing auseinandersetzen, da dies den vorgeschriebenen Umfang der Studienarbeit stark ausgedehnt hätte.

4. Ergebnisse

4.1.   Psychohygiene, Selbstpflege und Work-Life-Balance

Der Begriff *Psychohygiene* wurde 1959 von dem Psychoanalytiker Heinrich Meng geprägt. „Er bedeutet: Praxis und Lehre vom seelischen Gesundheitsschutz. Heute wird im Pflegeberuf von ‚Selbstpflege' gesprochen" (Höwler, 2016, S.16). Selbstpflege definiert Höwler (2016) als die Fähigkeit, eigene Belastungsgrenzen zu erkennen und sich aktiv um entsprechende Freiräume zur Erholung zu sorgen.

Psychohygiene kann auch „als Sammlung präventiver und kurativer Maßnahmen gegen äußere und innere Belastungen und Schädigungen im Leben von Helferinnen und Helfern verstanden werden" (Fengler, 1998, S.197). Im täglichen Leben, so sagt Fengler weiter, ist jeder Mensch zahlreichen selbstgeschaffenen Belastungen ausgesetzt, im Innen- sowie im Außenbereich. Störungen im Außenbereich sind dabei ungünstige Bedingungen der Arbeitsumgebung sowie der Arbeitsabläufe. Wesentlich relevanter für das Thema Burnout sind die Störungen im Innenbereich, „die kleinen Selbsttadel, Selbstverletzungen, Selbstbeleidigungen, Selbstbeschädigungen, Selbstvergiftungen, Selbstkränkungen, Selbstverstümmelungen, Selbstabnützungen, zu denen im Laufe des Tages Gelegenheit besteht" (Fengler, 1998, S. 197). Diese negativ geprägten Selbstbilder können summiert stark zu einer Entwicklung von

Burnout beitragen. Die Aufgabe der Psychohygiene ist es, positive Möglichkeiten zu fördern und negative Bedingungen zu verringern, um der eigenen Person etwas Gutes zu tun und Abstand von Stress und Anspannung zu gewinnen.

Möglichkeiten für psychohygienische Maßnahmen im Alltag bestehen, je nach Persönlichkeitstyp, in Entspannungstechniken, wie z. B. autogenem Training oder auch einem aktivierenden Verfahren wie bewegungsintensivem Sport (Fengler, 1998, S. 209). Auch Yoga ist eine gute Methode, um die seelische Stabilität wieder in den Einklang zu bringen. Ziel ist es, eine innere Ruhe, Entspannung und Entlastung zu erreichen. Sport kann neue soziale Kontakte schaffen und hilft Stresshormone abzubauen.

Eine weitere Maßnahme ist es, sich für erfolgreiches Arbeiten selbst zu belohnen. Erfolgen kann dies durch generell alles, was dem Individuum gefällt, was ihm/ihr guttut und Freude bereitet. Viele Lehrer sind nicht in der Lage, Arbeit und Freizeit voneinander zu trennen und beschäftigen sich nach Unterrichtsschluss weiter mit beruflichen Problemen. Ein weiterer wichtiger Aspekt der Psychohygiene ist laut Fengler (1998), die Gedanken zur richtigen Zeit an den Beruf zu stoppen und sich mit Abstand, störungsfrei, mit dem Privatleben beschäftigen zu können: Work-Life-Balance. Demnach ist eine gute Work-Life-Balance wichtig.

Der Begriff *Work-Life-Balance* stammt aus dem Englischen: Arbeit (work), Leben (life), Gleichgewicht (balance). Er wird folgendermaßen definiert:

> „Vor dem Hintergrund einer sich dynamisch verändernden Arbeits- und Lebenswelt versteht man heute unter ‚Work-Life-Balance' (WLB) die ausgewogene Balance zwischen Arbeit und Privatleben und die intelligente Verzahnung von beidem. Das Ziel von WLB ist es, einen angemessenen Gleichgewichtszustand zwischen den beiden Lebensaspekten Beruf und Privat zu erreichen und aufrechtzuerhalten" (Fehlzeitenreport, 2012, S.147).

Um die eigenen Kräfte als Lehrer nicht zu erschöpfen, ist es wichtig, Grenzen zu setzen, auch zu Kollegen. Das Stecken realistischer Ziele ist ebenfalls eine Maßnahme, da so Frustration und Stress reduziert werden können (Fehlzeitenreport, 2012, S.147).

4.2. Coping-Strategien

Unter Coping versteht man „generell alle Verhaltensweisen einer Person, um eine als schwierig empfundene Lebenssituation zu bewältigen" (Stock, 2015, S.63). Stock sagt weiter, dass mangelnde Coping-Strategien eine Rolle als Risikofaktoren beim Burnout-Syndrom spielen. Man kann nach Stock (2015) drei Arten von Coping unterscheiden:

- problemorientiertes Coping, z. B. ein Gespräch mit dem Vorgesetzten, wenn man mit einer Entscheidung nicht einverstanden ist
- emotionales Coping, z.b. Ablenkungen oder Gefühlsberuhigung durch einen Spaziergang oder Ähnliches
- ineffektives Coping, z. B. der belastenden Situation aus dem Weg gehen, sie verleugnen oder verdrängen. Langfristig ist die eigentliche Ursache des Problems damit jedoch nicht behoben

Coping-Strategien entscheiden darüber, wie sich Arbeitsanforderungen bzw. Arbeitsbelastungen auf den Menschen auswirken und in welchem Maß die Belastungen erlebt und bewältigt werden. Coping-Strategien kommen nicht erst beim Auftauchen von stresserzeugenden Situationen zum Einsatz, sie besitzen auch eine präventive Wirkung (Lanz, 2010, S.160).

„Unsere Coping-Strategien haben wir im Laufe unseres Lebens erlernt. [...] sie wurden uns von unseren Bezugspersonen und unserem Umfeld vermittelt. Abhängig von der jeweiligen Situation entscheiden wir uns für emotionale Strategien oder wir handeln direkt (problemorientiert), je nachdem, ob wir uns Chancen ausrechnen" (Stock, 2010, S.64).

Letztendlich ist es schwierig, Coping und Psychohygiene zu unterscheiden, da man beide Bereiche einander zuordnen kann.

4.3. Soziale Unterstützung

Soziale Unterstützung ist ein entscheidender Faktor in der Prävention von Burnout, der die Symptome emotionale Erschöpfung, Leistungsabfall und Depersonalisation abschwächen kann (Jenkins, Elliott, 2004, S.627). Es geht um die hilfreichen oder unterstützenden Handlungen in interpersonalen Beziehungen, die Funktion derer sowie ihre Qualität und Wirkung (Rothland, 2007, S.250). Soziale Unterstützung lässt sich in emotionale, praktische und informationelle Unterstützungen untergliedern. Diese unterschiedlichen Formen können jeweils von verschiedenen Personen oder Gruppen angeboten werden. So hat im Idealfall jede Person ein Unterstützungsnetzwerk, in dem bestimmte Personen oder Gruppen für die emotionale, andere für die praktische und wieder andere für die informationelle Unterstützung verantwortlich sind. Umgekehrt können bestimmte wichtige Personen, wie z. B. der Ehepartner, alle Bereiche abdecken: mit praktischer Hilfe, aber auch mit emotionaler Unterstützung und mit wertvollen Informationen (Kienle, Knoll, Renneberg, 2006, S.108). Angehörige, Partner und vertraute Kollegen merken Menschen Veränderungen am zuverlässigsten an und sollten klare Hinweise geben, wenn es Anlass gibt, Burnout zu vermuten. „In einem

14

Umfeld, in dem sich Arbeitnehmer auf ihre Arbeitgeber verlassen können, in dem sich Kollegen gegenseitig helfen, in dem sich keiner lang allein gelassen fühlt, brennen weniger Menschen aus" (Ruhwandl, 2009, S.109). Unterstützungssitzungen im Team sind nach Fengler (1998) eine weitere mögliche Wirkungsweise, sozialen Beistand innerhalb des Berufes zu fördern. Es geht dabei um gegenseitige emotionale Unterstützung der Teamkollegen, nicht um Problemanalyse oder Korrektur. Das Wissen, mit Entscheidungen und Problem im Team nicht allein zu sein, fördert die Wahrnehmung, Rückhalt im Kollegium zu haben.

4.4.   Supervision

Unter Supervision ist eine Sonderform der Beratung für den beruflichen Bereich zu verstehen. Fengler (1998) definiert Supervision als „die psychosoziale Beratung von vorwiegend in helfenden Berufen tätigen Personen, die Entlastung, Klärung ihrer beruflichen Identität sowie Bewahrung und Steigerung ihrer beruflichen Handlungskompetenz anstreben." Ratsuchende können durch eine Reflexion ihrer Arbeit neue Perspektiven gewinnen und ihr persönliches Handlungswissen für die eigene Praxis weiterentwickeln. Das Ziel von Supervision ist „die Förderung der beruflichen Handlungssicherheit, die Stärkung des professionellen Selbstverständnisses und die Erweiterung der Selbstbestimmung im Berufsalltag" (Schlee, 2008, S.14). Es geht um Reflexions- und Klärungsprozesse, also um Erkennen, Begreifen, Einsehen und Lernen. Inhalt der Supervision ist der Umgang des Supervisanden mit seinem Klienten während seiner beruflichen Tätigkeit sowie das Verhältnis zu Vorgesetzten, Kollegen und anderen Menschen, mit denen der Supervisand während seiner Arbeit zu tun hat.

Wer sich in seinem Beruf als wirksam erlebt, kann eine größere Zufriedenheit erreichen, die sich förderlich auf andere Bereiche auswirken kann. Ebenfalls ist durch Supervision eine bessere kollegiale Zusammenarbeit möglich, insbesondere „wenn mehrere oder gar alle Kolleginnen und Kollegen gemeinsam an einer (Team-) Supervision teilnehmen" (Schlee, 2008, S.14).

„Sowohl Erfolglosigkeit in der Arbeit als auch Festgefahrenheit, Erstarrung, in beruflichen Attitüden und Routinen und auch Verlust der Identifikation mit dem eigenen Helfer-Dasein können dem Helfer erheblich zusetzten und sich einer Änderung durch ihn selbst gänzlich entziehen. Dem allen ist eine gute Supervision oft gewachsen" (Fengler, 1998, S.233).

4.5. Möglichkeiten des Verhältnismanagements

„Verhältnismanagement betrachtet den Arbeitskontext mit dem Ziel, die Arbeitsaufgaben, die Arbeitsbedingungen und die äußeren Ressourcen und Unterstützungssysteme zu verbessern" (Hennig, 2005, S.51). Dies ist jedoch nicht allein die Aufgabe der Schulleitung. Verhältnismanagement setzt auf unterschiedlichen Ebenen an, z. B. den Ebenen „Lehrerteam, Fachbereich, gesamtes Kollegium, gesamte Schule, Schuladministration, Schulpolitik" (Hennig, 2005, S.51).

Auf die verschiedenen Arbeitsbelastungen in der Schule haben die LehrerInnen selber wenig Einfluss, z. B. bei „Klassengrößen, [...] zusätzlichen Arbeitsaufgaben, Lehrplänen, Architektur [...] des Schulhauses, gesellschaftlichem Umfeld der Schule und kultureller Zusammensetzungen der Schülerschaft" (Hennig, 2005, S.52). Jedoch haben Schulen einen erheblichen Spielraum bei der Gestaltung der Aufgabenverteilung im Kollegium und bei der Berücksichtigung individueller Belastungen beim Erstellen der Stundenpläne. Auch können Pausen so gestaltet werden, dass zwischen Unterrichtsblöcken auch tatsächlich Pausen möglich sind. Ebenso können die Einrichtungen auch Rückzugsmöglichkeiten für Lehrer schaffen oder getrennte Arbeits- und Kommunikationsbereiche für das Lehrerteam entstehen lassen.

Schwierige Unterrichtssituationen und -störungen sowie der Umgang mit „schwierigen" Schülern, stellen häufig eine hohe Belastung für LehrerInnen dar. Hier gibt es einige pädagogische Programme zum Aufstellen von Klassenregeln, Schlichtungsprogrammen und zur Einrichtung eines betreuten Trainingraumes (Bründel, Simon, 2003, S. 39).

Diese Einzelmaßnahmen sind nur erfolgreich, wenn sie vom ganzen Kollegium gelebt und unterstützt und in ein gemeinsames pädagogisches Konzept eingebunden werden.

5. Diskussion

5.1. Gezielte Implikation von Präventionen gegen das drohende Burnout

Das Thema Burnout im Lehrerberuf hat in den letzten Jahren durch eine Reihe von Publikationen und Veröffentlichungen in den Medien deutlich an Aktualität gewonnen. Umso wichtiger ist nun, präventive Maßnahmen einheitlich in die Schulorganisation einzubinden.

Empfehlenswert wären Trainings zur Förderung von burnout-präventiven Coping-Strategien, gesundheitsförderliche Selbstregulationsmodi, Selbstregulationskompetenzen und auch Selbstwirksamkeit als Module in der Ausbildung von Beschäftigen im Bildungswesen zu implementieren oder im Rahmen der Fort- und Weiterbildung anzubieten. Dabei geht es weniger um Maßnahmen zu prophylaktischer Hilfe wie z. B. Anti-Stress-Seminare, Yoga oder Meditation. Diese haben oft nur eine vorübergehende Wirkung, führen aber nicht zu verhaltensändernden Maßnahmen. Gemeint sind hier eher Kommunikationstrainings, Selbstmanagement-Trainings oder Methoden zur Erleichterung im Umgang mit Informationsflut. Damit würde nicht nur ein gesundheitsförderlicher Umgang mit beruflichen Belastungen und das Risiko von Burnout-Erkrankungen gesenkt, sondern auch die Qualität der Arbeit der Beschäftigten gesteigert werden.

Ideal wäre ein Mix aus einer Änderung der Einstellung gegenüber der Schule und den SchülerInnen, besserem Zeitmanagement und Änderungen im sozialen Umfeld. Wichtig ist, sich ein wenig von den Problemen im Unterricht zu distanzieren und sie nicht mit ins Privatleben zu nehmen. Auch die Pflege von sozialen Kontakten mit Freunden, Familie und Bekannten trägt dazu bei, sich nicht rund um die Uhr mit Lehrerthemen zu beschäftigen und bei gemeinsamen Unternehmungen abschalten zu können. Ganz oben steht ebenso das Aufbauen von mehr Selbstvertrauen, auch mal „Nein" sagen zu können und damit sich selbst und die eigenen Bedürfnisse in den Vordergrund zu stellen.

Hilfreich ist auch Sport und Bewegung. Dadurch bekommt man den Kopf frei und die körperliche Betätigung wirkt sich positiv auf den Körper und den Geist aus. Autogenes Training oder Yoga sind gute Methoden, um die Belastbarkeit zu stärken und die seelische Stabilität zu verbessern.

5.2.   Kritische Würdigung zur Methodik der Suche

Da am Anfang teils wichtige Begriffe zur Beantwortung der Fragestellung noch nicht feststanden, musste während des Schreibens der PStA immer wieder neu recherchiert werden. Deutlich wurde dies vor allem bei den ausgewählten Interventionen. Um sich einen Überblick über die präventiven Möglichkeiten bei Stress und Burnout zu verschaffen, wurden die Suchbegriffe anfangs sehr offen gewählt. Nach der Sichtung der vorhandenen Literatur, wurde deutlich, dass es eine sehr große Anzahl an Büchern gibt, die sich mit dem Thema Burnout beschäftigen. Allerdings gaben bereits viele Titel bei der Betrachtung Anlass zur Skepsis, da sie einen allzu schnellen und sicheren Kampf gegen Burnout versprachen und somit keinen seriösen Eindruck machten. Dies machte die Auswahl der Literatur sehr schwierig. In der seriös eingeschätzten Literatur gibt es eine Reihe von Autoren, die immer wieder zitiert wurden, interessante Forschungsarbeiten geleistet und aufschlussreiche Ergebnisse geliefert haben.

In den letzten Jahren sind reichlich Verbände bezüglich Stress, Burnout und präventiver Maßnahmen gegründet wurden. Deren Veröffentlichungen wurden für die PStA verwendet, sodass die Aktualität der Ergebnisse gewährleistet werden konnten.

In den gelesenen Studien wurde häufig auch auf die Symptomatik, die Entstehung und den Verlauf von Burnout eingegangen. All dies wurde in der Studienarbeit nicht berücksichtigt und auch nicht näher erläutert, da dies den Umfang der PStA überschritten hätte.

6. Künftiger Forschungsbedarf und praktische Implikationen

Zur Evaluation von Maßnahmen der Burnout-Prävention sind sicherlich insbesondere für den deutschen Sprachraum systematische Studien notwendig. Unter den hoffnungsvollen Ansätzen, die auch in dieser Arbeit vorgestellt wurden, liegen kaum Evaluationsstudien vor, die sich auf den Schulbereich beziehen, so dass empirische Belege für die Wirksamkeit zur Burnout-Vorbeugung noch ausstehen.

Genauer zu erforschen wären auch Hinweise auf geschlechtsspezifische Effekte, vor allem auf die Depersonalisation. Demzufolge sind für zukünftige Burnout-Studien geschlechtsspezifische Analysen zu empfehlen. Möglicherweise existieren auch geschlechtsspezifische Effekte in Bezug auf Interventionsmaßnahmen, die genauer zu ermitteln sind.

Des Weiteren bestünde Forschungsbedarf für Vergleiche zwischen Lehrkräften verschiedener Schularten wie Grund-, Haupt-, Real-, Sonder- und Berufsschulen sowie Gymnasien oder Hochschulen. Hier könnte man Erhebungen durchführen, bei denen die Verteilung von Burnout sowie Entstehungszusammenhänge schulartenspezifisch untersucht werden könnten.

Literaturverzeichnis

Burisch, M. (2006): Das Burnout-Syndrom. Theorie der inneren Erschöpfung. Heidelberg: Springer.

DAK-Gesundheitsreport (2015). Verfügbar unter: https://www.dak.de/dak/download/vollstaendiger-bundesweiter-gesundheitsreport-2015-1585948.pdf (gelesen am 20.02.2019).

Domnowski, M. (2005): Burnout und Stress in Pflegeberufen. Mit Mental-Training erfolgreich aus der Krise. Hannover: Brigitte Kunz.

Gross, W. (2012): Work-life-balance. In: Badura, Ducki, Schröder, Klose, Meyer: Fehlzeitenreport, 2012, Berlin, Heidelberg: Springer. S.147-156.

Hartig, J. (2015): Stress: Ein Überblick über Begriffe und Definitionen, Stressreaktion und Stressoren, Diagnostik du Erfassungsmethoden. Norderstedt: Books on Demand.

Hedderich, I. (2009): Burnout: Ursachen, Formen, Auswege. München: C.H. Beck.

Hennig, B. (2005): Strategien im Umgang mit Belastungen im Lehrerberuf-Gesundheitsförderung für Lehrkräfte. In: Informationsdienst zur Suchtprävention. Gesundheitsförderung durch Schulentwicklung und Schulentwicklung durch Gesundheitsförderung. Verfügbar unter: file:///C:/Users/Vivi/Downloads/18_Gesundheitsfoerderung_durch_Schulentwicklung.pdf (gelesen am 10.03.2019).

Höwler, E. (2016): Gerontopsychiatrische Pflege: Lehr- und Arbeitsbuch für die geriatrische Pflege. Fachwissen: neuster Stand. Krankheitsbilder und Pflege. Hannover: Schlütersche.

Jenkins, R., Elliott, P. (2004): Stressors, burnout and social support. Nurses in acute mental health settings. In: Journal of Advanced Nursing, 48, S.622-631

Kienle, R., Knoll, N., Renneberg, B. (2006): Soziale Ressourcen und Gesundheit: soziale Unterstützung und dyadisches Bewältigen. In: Renneberg, Hammelstein: Gesundheitspsychologie. Berlin, Heidelberg: Springer. S. 107-122.

Lanz, C. (2010): Burnout aus ressourcen-orientierter Sicht im Geschlechtervergleich. Eine Untersuchung im Spitzenmanagement in Wirtschaft und Verwaltung. Wiesbaden: VS.

Maslach, Chr., Leiter, M. P. (2001): Die Wahrheit über Burnout. Stress am Arbeitsplatz und was sie dagegen tun können. Wien: Springer.

Rensig, L., Koch, M., Rippe, B., Rippe, V. (2005): Mensch im Stress. Psyche, Köroer, Moleküle. Berlin, Heidelberg: Springer.

Rothland, M. (2007): Soziale Unterstützung. In: Rothland: Belastung und Beanspruchung im Lehrerberuf. Wiesbaden: VS. S. 249-266.

Ruhwandl, D. (2009): Top im Job-ohne Burnout durchs Arbeitsleben. Stuttgart: Klett-Cotta.

Schaufeli, W. B., Enzmann, D. (1998): The burnout companian to study & practice. London: Taylor & Francis.

Schlee, J. (2008): Kollegiale Beratung und Supervision für pädagogische Berufe. Hilfe zur Selbsthilfe. 2.Auflage. Stuttgart: Kohlhammer.

Schmid, A. Chr. (2003): Streß, Burnout und Coping: Eine empirische Studie an Schulen zur Erziehungshilfe. Bad Heilbronn: Julius Klinkhardt.

Schmiedel, V. (2010): Burnout. Wenn Arbeit, Alltag&Familien erschöpfen. Stuttgart: Thieme.

Seel, M. (1998): Die Pflege des Menschen: Gesundsein, Kranksein, Altern, Sterben, Beobachtung, Unterstützung bei den ATL, Pflegetechniken, Pflegestandards, anatomisch-physiologische Grundlagen, Krankheitslehre, besondere Lebens- und Pflegesituationen, Pflegekonzepte. Hannover: Kunz.

Stock, Chr. (2015): Burnout. Erkennen und verhindern. 2. Auflage. Freiburg: Haufe.

Vereinigung der Bayrischen Wirtschaft e.V. (2014): Psychische Belastungen und Burnout beim Bildungspersonal. Empfehlungen zur Kompetenz- und Organisationentwicklung. Münster: Waxmann.

Tabellen- und Abbildungsverzeichnis

Abkürzungsverzeichnis

PStA	Prüfungs- und Studienarbeit
DBVB	Deutscher Bundesverband für Burnout-Prophylaxe und Prävention e.V.
DGPG	Deutsche Gesellschaft für Prävention und Gesundheitsförderung
WLB	Work-Life-Balance
z. B.	zum Beispiel
bzw.	beziehungsweise

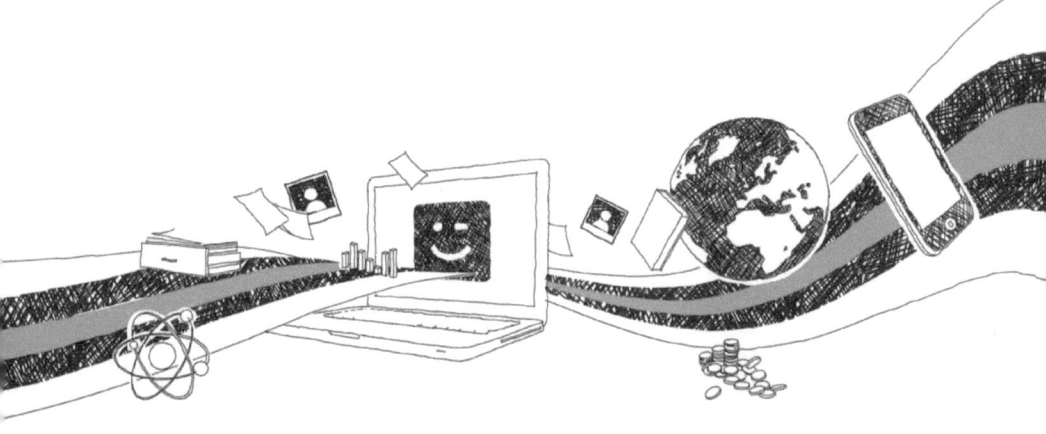
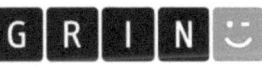